ACTUALIZACIÓN DEL SÍNDROME DE DISTRÉS RESPIRATORIO DEL ADULTO.

Evolución de la definición, tratamiento ventilatorio y alternativas farmacológicas.

PILAR ARAUJO AGUILAR

LETICIA FERNÁNDEZ SALVATIERRA

MARÍA DOLORES VICENTE GORDO

MIREIA BARCELÓ CASTELLÓ

ACTUALIZACIÓN DEL SÍNDROME DE DISTRÉS RESPIRATORIO DEL ADULTO. Evolución de la definición, tratamiento ventilatorio y alternativas farmacológicas.

Pilar Araujo Aguilar, Leticia Fernández Salvatierra, María Dolores Vicente Gordo, Mireia Barceló Castelló

© del texto: los autores

ISBN -13: 978 – 1534673113

ISBN – 10: 1534673113

" A mi familia. Presente y futuro…"

"Todo lo que no se da, se pierde.."

Anónimo

AGRADECIMIENTOS

A todas las personas con las que me he cruzado en el camino y han contribuído a mi mejora como persona y profesional.

Gracias.

INDICE

ABREVIATURAS ÓRDEN ALFABÉTICO ... 11

CAPÍTULO I: INTRODUCCIÓN 13

CAPÍTULO II: EPIDEMIOLOGÍA Y FISIOPATOLOGÍA ....…...15

CAPÍTULO III: EVOLUCIÓN DE LA DEFINICIÓN DEL SÍNDROME DE DISTRÉS RESPIRATORIO DEL ADULTO...................20

CAPÍTULO IV: ESTRATEGIAS DE VENTILACIÓN MECÁNICA EN EL SÍNDROME DE DISTRÉS RESPIRATORIO DEL ADULTO..28

- Ventilación protectora

- Optimización del uso de la PEEP

- Maniobras de reclutamiento

- Otras consideraciones

  - *Ventilación mecánica no invasiva.*
  - *Elección del modo de VM adecuado.*
  - *Modos ventilatorios especiales.*
  - *Uso de la PEEP*
  - *Inversión de la relación I:E en hipoxemia refractaria*
  - *Prono*
  - *Toxicidad del Oxígeno*
  - *Terapias de rescate*

ABREVIATURAS EN ORDEN ALFABÉTICO

APRV: *"Airway pressure release ventilation"*, ventilación de la vía aérea por liberación de presión.

CCCA: "The American-European Consensus Conference on ARDS", Conferencia de consenso americano-europeo del SDRA.

CRF: Capacidad residual funcional

HFV: *"High frequency ventilation"*, ventilación de alta frecuencia.

O2: Oxígeno.

PEEP: *"Positive end-expiratory pressure"*, presión positiva al final de la espiración.

Pp: Presión *plateau* o meseta.

PV: Presión-volumen.

SDRA: Síndrome de distrés respiratorio del adulto.

VM: Ventilación mecánica.

Vm: Volumen minuto.

VMNI: Ventilación mecánica no invasiva.

Vt: Volumen *"tidal"*.

CAPÍTULO I: INTRODUCCIÓN:

Mireia Barceló Castelló, Leticia Fernández Salvatierra y Mª Dolores Vicente Gordo

El síndrome de distrés respiratorio del adulto (SDRA) es una patología frecuente y con una alta mortalidad a nivel hospitalario. El término de SDRA[1] comenzó a utilizarse en los años 60, en relación con lo que denominaron ¨shock lung¨ o ¨pulmón de shock¨ un grupo de médicos militares americanos al observar, en un número alto de pacientes, con diferentes patologías de inicio, un fallo respiratorio agudo. El cuadro se caracterizaba por taquipnea, hipoxemia, pérdida de distensibilidad pulmonar, infiltrados alveolares bilaterales radiológicos de origen no cardiogénico (el comportamiento era muy similar a los cuadros de distrés infantil). El SDRA puede ser diagnosticado cuando el edema pulmonar cardiogénico y otras causas de insuficiencia respiratoria hipoxémica aguda e infiltrados pulmonares bilaterales han sido excluidos.

La definición de SDRA ha cambiado en los últimos años, adaptándose para definir de forma más veraz este cuadro clínico y poder establecer mejor su gravedad (la defición de Berlín 2012 ha reemplazado a la definición de la conferencia de consenso americano-europea de 1994).

CAPÍTULO II: EPIDEMIOLOGÍA Y FISIOPATOLOGÍA:

Pilar Araujo Aguilar, Mª Dolores Vicente Gordo y Leticia Fernández Salvatierra

La incidencia estimada en nuestro país es de 7,2 casos por 100.000 habitantes y año, cifras similares a estudios europeos y muy inferiores a EEUU y Australia[2]. El mayor número de casos aparece en el grupo de pacientes de edad más avanzada y las causas más frecuentes son neumonía (42,3%) y sepsis (31,4%). En las unidades de cuidados intensivos entre un 10 y un 15% de los pacientes ingresados y hasta un 20% de los que precisan ventilación mecánica (VM) cumplen criterios de SDRA[3]. La mortalidad es elevada (UCI 42,7% / Hospitalaria 47,8%).

En el SDRA se produce un daño alveolar difuso, (figura 1) que conlleva un edema alveolo-intersticial por alteración de la permeabilidad en la membrana alveolo-capilar y que repercute en el intercambio gaseoso, contribuyendo a un aumento del espacio muerto y por tanto a una disminución de la relación ventilación-perfusión (V/Q). Característicamente se ve afectada la distensiblidad pulmonar (compliance) [4].

(Figura 1: Alteraciones fisiopatológicas en el SDRA)

Figura 1: Alteraciones fisiopatológicas en el SDRA.

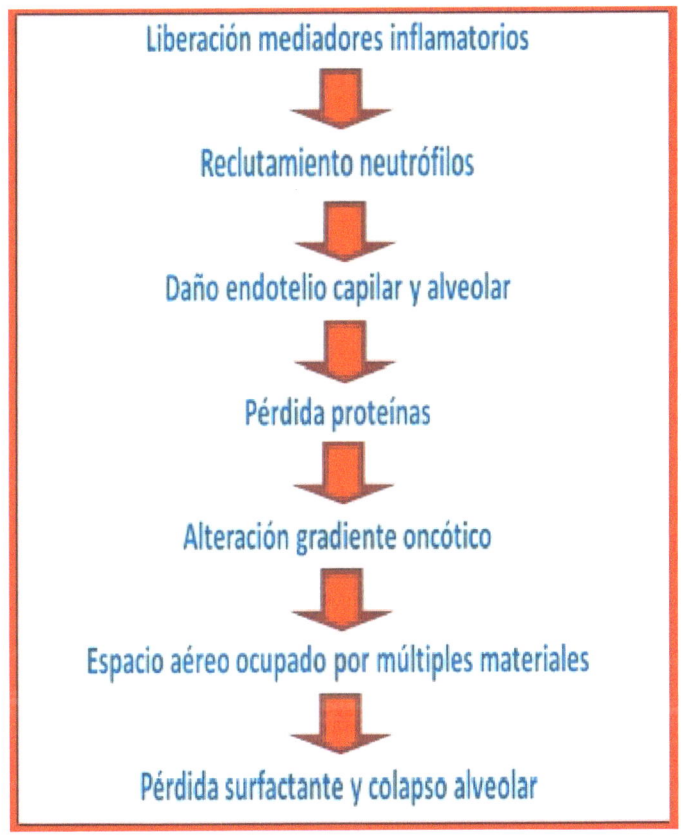

En el SDRA se desarrollan varias fases evolutivas caracterizadas por cambios en el tejido pulmonar:

- **Exudativa:** caracterizada por daño alveolar difuso que se produce como consecuencia de una cascada de eventos inflamatorios.

- **Proliferativa**: en 7-10 días desde el inicio del cuadro se resuelve el edema pulmonar y aparece una proliferación celular, metaplasia escamosa e infiltración intersticial por miofibroblastos creando depósitos de colágeno.

- **Fibrótica:** fase de fibrosis difusa por obliteración de las estructuras pulmonares normales.

Hasta en un 25% de pacientes con SDRA aparece hipertensión pulmonar. La vasoconstricción hipóxica, la compresión vascular producida por la PEEP (positive end-expiratory pressure) en los pacientes en ventilación mecánica, la destrucción del parénquima y el colapso aéreo entre otros, son mecanismos que explicarían el desarrollo de hipertensión pulmonar en este grupo de pacientes [5].

CAPÍTULO III: EVOLUCIÓN DE LA DEFINICIÓN DE SDRA:

Pilar Araujo Aguilar, Mª Dolores Vicente Gordo y Mireia Barceló Castelló

La definición del SDRA ha sufrido una modificación importante en los últimos años, dado que los criterios previos dejaban algunos detalles significativos, sobretodo en cuanto a la estratificación de la gravedad, fuero del concepto (figura 2).

En 1994 la CCAE (The American-European Consensus Conference on ARDS) estableció unos criterios diagnósticos sencillos [7]:

- Hipoxemia aguda y severa + infiltrados alveolares bilaterales en la radiografía de tórax en ausencia de fallo de VI (PCP < 18 mmHg).

Dentro de esta definición aparecían dos grupos según la relación PO2/FiO2:

- ALI (Acute Lung Injury): PO2/FiO2 < 300.
- SDRA: PO2/FiO2 < 200.

Posteriormente varios estudios mostraron que la definición era insuficiente. No se tenía en cuenta si el paciente precisaba o no ventilación mecánica y las necesidades de PEEP.

Un conjunto de expertos comienzan una revisión en 2011 y elaboran unos nuevos criterios para el diagnóstico del SDRA, y así conseguir una definición más completa y adecuada. Finalmente esta definición se concluyó en Berlín en 2012, y de ahí su nombre. Se establecieron varios niveles de gravedad y se valoraron una serie de variables secundarias (severidad de la afectación radiológica, compliance pulmonar, PEEP, necesidad de altos volumen minuto,..). Todo fue evaluado en un estudio multicéntrico con 4188 pacientes y finalmente algunas variables secundarias fueron retiradas por no contribuir a valorar la severidad y mortalidad [8].

(Figura 2.- Evolución de la definición de SDRA desde el CCAE hasta Berlín 2012)

Figura 2.- Evolución de la definición de SDRA desde el CCAE hasta Berlín 2012.

Table 1. The AECC Definition[3]—Limitations and Methods to Address These in the Berlin Definition

	AECC Definition	AECC Limitations	Addressed in Berlin Definition
Timing	Acute onset	No definition of acute[4]	Acute time frame specified
ALI category	All patients with $PaO_2/FiO_2 <300$ mm Hg	Misinterpreted as $PaO_2/FiO_2 = 201$-300, leading to confusing ALI/ARDS term	3 Mutually exclusive subgroups of ARDS by severity ALI term removed
Oxygenation	$PaO_2/FiO_2 \leq 300$ mm Hg (regardless of PEEP)	Inconsistency of PaO_2/FiO_2 ratio due to the effect of PEEP and/or FiO_2[5-7]	Minimal PEEP level added across subgroups FiO_2 effect less relevant in severe ARDS group
Chest radiograph	Bilateral infiltrates observed on frontal chest radiograph	Poor interobserver reliability of chest radiograph interpretation[8,9]	Chest radiograph criteria clarified Example radiographs created[a]
PAWP	PAWP ≤ 18 mm Hg when measured or no clinical evidence of left atrial hypertension	High PAWP and ARDS may coexist[10,11] Poor interobserver reliability of PAWP and clinical assesments of left atrial hypertension[12]	PAWP requirement removed Hydrostatic edema not the primary cause of respiratory failure Clinical vignettes created[a] to help exclude hydrostatic edema
Risk factor	None	Not formally included in definition[4]	Included When none identified, need to objectively rule out hydrostatic edema

The ARDS Definition Task Force. Acute respiratory distress syndrome. JAMA. 2012;307:2526---33.

Definición de SDRA de Berlín:

- **Tiempo:**
    - Inicio de deterioro respiratorio o empeoramiento dentro de la primera semana tras el inicio de la patología.

- **Imagen radiológica:**
    - Infiltrados bilaterales no compatibles con derrame, atelectasia lobar/pulmonar o nódulos.

- **Fallo respiratorio:**
    - No compatible con fallo cardiaco o aporte excesivo de volumen. Puede ser necesaria la realización de una ecocardiografía para excluirlo.

- **Oxigenación**:
    - SDRA leve: PO2/FiO2 ≤ 300 con PEEP o CPAP ≥ 5 cmH$_2$O.
    - SDRA moderado: PO2/FiO2 ≤ 200 con PEEP ≥ 5 cmH$_2$O.
    - SDRA grave: PO2/FiO2 ≤ 100 con PEEP ≥ 5 cmH$_2$O.

(Figuras 3 y 4)

Figura 3: Definición Berlín (2012) del SDRA.

Definición Berlín del SDRA

Requiere que todos los siguientes criterios estén presentes:

- El tiempo de inicio debe ser agudo y estar dentro de la primera semana, de conocida la injuria o de síntomas respiratorios nuevos o que empeoran.

- Presencia de opacidades bilaterales consistentes con edema pulmonar en una Rx de tórax o TAC. Estas opacidades no deben ser totalmente explicados por derrame pleural, atelectasias, o nódulos pulmonares.

- La insuficiencia respiratoria no está completamente explicado por la insuficiencia cardiaca o sobrecarga de líquidos. Se requiere una evaluación objetiva (por ejemplo, ecocardiografía) para excluir un edema pulmonar hidrostático, si no hay factores de riesgo de SDRA.

- Deterioro de la oxigenación, definido por la relación entre la (PaO_2/FiO_2) o por la relación entre la saturación periférica de O_2 (pulsioximetria) y la FiO_2 (SpO_2/FiO_2).

- La gravedad de la hipoxemia define la gravedad de los SDRA

Figura 4: Diferencias definición SDRA Berlín 2012 y CCAE 1994.

Principales cambios de la definición de Berlín
(2012)

- Han sido eliminados el término "lesión pulmonar aguda" y el criterio de presión capilar pulmonar (POAP)

- Se han agregado los ajustes mínimos de ventilación (PEEP>5).

CAPÍTULO IV: ESTRATEGIAS DE VENTILACIÓN MECÁNICA EN EL SDRA:

Pilar Araujo Aguilar, Mireia Barceló Castelló y Leticia Fernández Salvatierra

Una de las claves en el manejo del SDRA para evitar el daño pulmonar asociado a la VM, es la realización de una ventilación mecánica protectora respetando unos límites de presión. La ventilación protectora requiere el uso de un volumen tidal (Vt) ≤ 6 ml/kg peso ideal con objeto de dismunir la sobredistensión que es el factor más relacionado con el daño pulmonar asociado a VM.

El grupo ¨*ARDS network*¨ estableció una serie de premisas como recomendación del manejo del SDRA que todavía a día de hoy siguen en boga.

4.1.- Ventilación protectora:

Protocolo *ARDS network* [9]

- Cálculo del Peso ideal
    - Hombre: 50 + 0,91 [Altura (cm) – 152,4].
    - Mujer: 45,5 + 0,91 [Altura (cm) – 152,4].

- Ventilación controlada
    - Iniciar Vt 8 ml/kg PI
    - Ir reduciendo 1 ml/kg cada 1-2h
    - Ajustar Vol min

- Frecuencia respiratoria máxima 35 rpm. Es necesario ajustar la frecuencia respiratoria para el volumen minuto necesario.

- P plateu (Pp) ≤ 30 cmH2O. Comprobada / 4h y/o cada cambio Vt / PEEP
    - Este límite previene el barotrauma.
    - Si Pp > 30 cm H2O, disminuir Vt en 1 ml/kg si podemos mantener Pp < 30 cm H2O

- Objetivo de oxigenación
    - PaO2 55-80 mmHg o SatO2 85-95%
    - FiO2 – PEEP (Figura 5)

Figura 5: relación FiO2 – PEEP recomendada por *The ARDS network*.

FiO2	0,3	0,4	0,4	0,5	0,5	0,6	0,7
PEEP	5	5	8	8	10	10	10
FiO2	0,7	0,7	0,8	0,9	0,9	0,9	1
PEEP	12	14	14	14	16	18	18 / 24

- Acidosis respiratoria
    - Objetivo pH 7.30 – 7.45. Se aceptan hasta pH 7,15 – 7,30 para intentar mantener ventilación protectora.
    - Si pH < 7,15 ajustar ventilación si es preciso superando Pp > 30 cmH20.

- Hipercapnia permisiva: Supone mantener cifras de PCO2 por encima del límite de la normalidad, siempre y cuando se mantengan valores de pH dentro de lo recomendado. La hipercapnia se relaciona con Vm bajos o aumento del espacio muerto. Se recomienda evitarla en pacientes con hipertensión intracraneal o inestabilidad.

    Hay múltiples interpretaciones incluyendo la posibilidad de que el CO2 sea protector de la lesión asociada a VM. El uso de humidificadores puede ayudar a su corrección [10].

Múltiples estudios se han realizado alrededor de la ventilación protectora. Uno de los más importantes fue "The ARMA trial" realizado por de "The ARDS network" [9], en el que se randomizaron 861 pacientes a ventilación con 6 ml/kg vs 12 ml/kg. Se demostró un descenso significativo de la mortalidad y una disminución de los días de VM en el primer grupo con respecto al segundo.

Otros estudios multicéntricos demostraron también que esta estrategia ventilatoria dismuía la mortalidad hospitalaria y a medio plazo[11,12].

En general, los volúmenes tidal bajos son bien tolerados y no se asocian a eventos adversos importantes, pero si que pueden aparecer efectos secundarios, siendo los más frecuentes la hipercapnia y la acidosis respiratoria. La autoPEEP es también un efecto secundario que debemos vigilar, ya que puede favorecer el barotrauma, y que es debida a la ventilación con frecuencia respiratoria alta para optimizar el Vm, dado que se disminuye el tiempo espiratorio[13].

La VM con Vt bajos puede aumentar la asincronía paciente-ventilador pero sin que esto suponga un aumento de las necesidades de sedación [14].

4.2.- Optimización del uso de la PEEP:

Varios estudios han mostrado los efectos del uso de PEEP alta en los pacientes con SDRA.

Un estudio realizado por el Dr. Villar et al [15] en el que se asociaban a bajo volúmenes tidal el uso de PEEP alta ("*Open lung*" PEEP ajustada 2 cm H2O por encima del punto inferior de inflexión de la curva presión/volumen) demostró que esta estrategia minimizaba la aparición de atelectasias "cíclicas", concepto muy relacionado con la lesión asociada a VM, disminuía la sobredistensión y aumentaba la oxigenación por aumento de la CRF (capacidad residual funcional).

El uso de PEEP alta en sí, no requiere la realización de curvas PV (presión-volumen) que puede resultar complejo, y si que ha demostrado aumentar la oxigenación, aunque en cuanto a la morbimortalidad ésta dependa de la severidad del SDRA. El uso de esta estrategia favorece la apertura alveolar y la distribución del Vt entre más unidades alveolares disminuyendo la sobredistensión y lesión asociada a la VM.

Briel et al [16] realizaron un metaanálisis comparando el tratamiento con PEEP alta y baja. Se aleatorizaron 2229 y se apreció un aumento de la oxigenación, menor uso de terapias de rescate, disiminución de los días de VM y menor mortalidad en UCI en el grupo tratado con PEEP alta. La mortalidad intrahospitalaria sólo disminuyó en el SDRA moderado.

En 2013 se publicó otro metaanálisis [17] en el que se recogieron 2565 pacientes tratados con PEEP alta y baja pero con el mismo Vt. Se demostró un aumento de la oxigenación en el primer grupo pero no disminuyeron los días de

VM y sólo mejoró la mortalidad hospitalaria en el grupo de SDRA moderado y grave, pero no en la totalidad.

No existe actualmente evidencia para recomendar una única aproximación a la PEEP óptima; algunos aceptan recomendaciones FiO2/PEEP o Vt/PEEP hasta alcanzar Pp 30 cmH2O, otros la necesidad de realización de curvas estáticas de PV para su cálculo, etc..

En 2008 se realizó "ALVEOLI trial" [18] en el que se comparó el uso estandarizado de una relación FiO2/PEEP vs el uso de PEEP asociado a Vt bajos hasta alcanzar Pp de 28-30 cmH2O. La segunda estrategia aumentó el reclutamiento alveolar limitando la sobredistensión pero no redujo significativamente la mortalidad, aunque si redujo los días de ventilación mecánica.

4.3.- Maniobras de reclutamiento:

Con las maniobras de reclutamiento se intenta la apertura de alveolos colapsados, pero no existe un consenso en cuanto a la presión aplicable, frecuencia y duración de las mismas. [En algún estudio se ha mostrado una mejoría de la oxigenación tras el uso de altas presiones positivas durante un corto periodo de tiempo (35-40 cmH2O durante 40 sg)][19].

Pueden producir repercusión hemodinámica y su uso repetido sobredistensión alveolar, dado que en ocasiones esta apertura alveolar es transitoria [20,21].

En cuanto a su impacto en la clínica, no existe suficiente evidencia para su uso rutinario, según refiere un metaanálisis en el que Hodgson C. et al[22] muestran que no incide sobre la mortalidad, estancia hospitalaria y barotrauma.

4.4.- Otras consideraciones:

- **VMNI (Ventilación mecánica no invasiva):** No hay evidencia que apoye el uso de la VMNI en el SDRA. Se puede usar en fases precoces, en pacientes estables con buena tolerancia..

- **Elección del modo de ventilación adecuado:** los modos ventilatorios por presión y volumen han sido comparados en múltiples estudios sin encontrar diferencias en cuanto a la mortalidad y oxigenación [23], por lo que quizás nuestra elección sea influída por nuestro conocimiento y familiaridad con los diferentes modos ventilatorios.
  - **Ventilación mecánica por presión:** con estos modos ventilatorios, en general, se alcanzan menores presiones en la vía aérea y existe una mayor homogeneidad en la distribución del gas, menor sobredistensión pero parece

que la asincronía paciente-ventilador es mayor que con los modos ventilatorios por volumen.

- **Ventilación mecánica por volumen:** permiten mantener un Vt y Vm constantes y los pacientes se adaptan mejor al respirador, quizás porque estos modos nos permiten pautar flujo y forma del mismo.

o **Modos ventilatorios especiales:**
- **APRV (airway pressure release ventilation):** en este modo ventilatorio se mantienen periodos alternos de alta y baja presión positiva y el tiempo entre ambas establece ciclos. En la fase de desinflado se produce la eliminación de CO_2. El APRV no ha demostrado disminuir la mortalidad aunque

varios estudios observacionales sugieren que disminuye las presiones pico, aumenta el reclutamiento y la oxigenación. Se tolera bien desde el punto de vista hemodinámico pero puede aumentar la incidencia de barotrauma.

- **HFV (high frequency ventilation):** se utiliza una alta frecuencia respiratoria con un mínimo Vt (menor al espacio muerto anatómico). Permite mantener una presión continua en la vía aérea. El principal estudio aleatorizado mostró una mayor supervivencia sin significación estadística.
- **Ventilación líquida parcial:** consiste en una instilación de perfluorocarbono en el que tiene una alta solubilidad el O_2 y CO_2. Tiene un cierto efecto antiinflamatorio pero tampoco

ha demostrado mejorar la mortalidad ni disminuir los días de VM [25].

- **Optimización de la PEEP:** tradicionalmente se hace según las curvas de presión-volumen y los bucles. En las curvas existen dos puntos de inflexion: uno inferior (apertura pulmonar) y otro superior (a partir del cual existe sobredistensión). El ajuste de la PEEP se debe hacer ligeramente por encima del punto inferior o pautar una PEEP según la máxima compliance[26].

  [Compliance = Vt / (Pplateau − PEEP)]

- **Inversión de la relación I:E en hipoxemia refractaria:** este procedimiento mejora la oxigenación pero presenta varios problemas; la disminución del tiempo espiratorio a consta del inspiratorio aumenta la autoPEEP y por tanto favorece el barotrauma, la inestabilidad hemodinámica y la asincronía paciente-ventilador precisando un aumento de las necesidades de sedoanalgesia y relajación. Las alteraciones heterogéneas del parénquima pulmonar pueden explicar el beneficio de invertir la relación I:E. (27)

- **Prono:** procedimiento utilizado cada vez con mayor frecuencia en los pacientes con SDRA, que supone alternar periodos de decúbito supino y prono con la finalidad de mejorar la oxigenación en pacientes con esta patología por mejora de la ventilación de zonas dependientes. La respuesta en diferentes estudios es heterogénea, siendo los pacientes más respondedores aquellos que presentan un SDRA de origen extrapulmonar y cuadros con presión intraabdominal elevada (PIA alta) entre otros. El "PROSEVA trial" es el estudio más amplio que se ha realizado en cuanto al prono. Este estudio mostró menor mortalidad en UCI y a los 90 días en pacientes con SDRA grave en los que se inició el prono de forma precoz y se mantuvo de forma prolongada, asociado a VM protectora. [28] Lo que no queda claramente establecido es la duración de los periodos y la frecuencia del cambio postural.

- **Toxicidad oxígeno:** altas dosis de oxígeno favorecen la presencia de radicales libres y por tanto inflamación, necrosis y apoptosis celular que se traduce en desreclutamiento alveolar, atelectasias, daño epitelial, alteración intercambio gaseoso y distensibilidad [29]. La FiO_2 y PaO_2 en las primeras

24h se han visto relacionadas con la mortalidad.

- **Terapias de rescate:** se han estudiado múltiples terapias farmacológicas en el tratamiento del SDRA, a continuación nombraremos algunas de ellas.
    - **Surfactante exógeno:** La mayor hipótesis de su utilidad es la disminución de las atelectasias y las múltiples alteraciones en el surfactante descritas en el SDRA. No se usa en adultos ya que se han hecho varios estudios y ninguno es concluyente [30].
    - **Vasodilatadores inhalados:** producen vasodilatación en la circulación pulmonar y aumentan la oxigenación por mejoría de la relación V/Q (ventilación-perfusión). Actúan

a nivel local y tienen una vida media corta y pocos efectos secundarios.

- **Prostaciclinas inhaladas**: efectos comparables con el ON (óxido nítrico). Requieren menor infraestructura y son de más fácil uso pero la experiencia es escasa [31].
- **ON inhalado:** produce un aumento oxigenación transitorio sin repercutir en el Vm durante su uso. No ha demostrado disminuir la mobi-mortalidad y la respuesta es paciente-dependiente. Se ha visto que en los pacientes en shock séptico la respuesta es menor y en cambio responden mejor aquellos pacientes con resistencias vasculares pulmonares elevadas y pobre respuesta al aumento de PEEP [32].

- **Terapia antiinflamatoria:** la terapia con glucocorticoides puede tener efectos colaterales e influir en la mortalidad. Si se inician debe hacerse en fase temprana del SDRA (1 mg/kg/día – 28 días). Hay artículos que muestran que pueden disminuir los días de VM, estancia en UCI/hospital y mortalidad. Lo que parece claro es que no deben iniciarse en fase tardía (tras 14 días iniciado SDRA) [33]. Recientemente se ha publicado un nuevo metaanálisis (teniendo en cuenta el posible beneficio y riesgos asociados al tratamiento esteroideo) en el que se plantea que los corticoides pueden reducir el tiempo de ventilación mecánica y la mortalidad en los pacientes con SDRA [34].

- **Relajación neuromuscular:** es importante plantearse esta terapia en el SDRA grave. Está claro que disminuye la asincronía paciente-ventilador y que esto puede aumentar la oxigenación. Existen estudios que defienden una disminución de los días de VM y de la mortalidad hospitalaria en pacientes con SDRA grave en los que se mantiene tratamiento relajante durante 48 horas, sin que esto suponga una mayor miopatía posterior [35, 36].

- **Otros:** otras muchas terapias siguen siendo todavía motivo de estudio como fármacos que pueden mejorar la evolución del SDRA (Beta-agonistas, antioxidantes, factor estimulante de colonias, Stem Cells, etc). Otros muchos se han considerado ya inefectivos

(N-acetilcisteína, glutamina, prostaglandinas iv, AINEs como ibuprofeno, Prot C activad, estatinas, etc)

BIBLIOGRAFÍA:

1.- Ashbaugh D., State O., Bigelow B, Petty TL, Levine BE.. **Acute respiratory distress in adults.** The Lancet,. Volume 290, Issue 7511. Pages 319 - 323, 12 August 1967.

2.- Villar J, Blanco J, Añón JM, Santos-Bouza A, Blanch L, Ambrós A, Gandía F, Carriedo D, Mosteiro F, Basaldúa S. **The ALIEN study: incidence and outcome of acute respiratory distress syndrome in the era of lung protective ventilation.** Intensive Care Med 2011 Dec;37(12):1932-41.

3.- Rubenfeld GD, Caldwell E, Peabody E, Weaver J, Martin DP, Neff M, Stern EJ, Hudson LD. **Incidence and outcomes of acute lung injury.** N Engl J Med 2005; 353:1685.

4.- Ware LB, Matthay MA. Am J Respir Crit Care Med 2001. **Alveolar fluid clearance is impaired in the majority of patients with acute lung injury and the acute respiratory distress syndrome.** Am J Respir Crit Care Med 2001; 163:1376.

5.- Vieillard-Baron A, Schmitt JM, Augarde R, Augarde R, Fellahi JL, Prin S, Page B, Beauchet A, Jardin F. **Acute cor pulmonale in acute respiratory distress syndrome submitted to** protective ventilation: incidence, clinical implications, and prognosis. Crit Care Med 2001; 29:1551.

6.- Bernard GR, Artigas A, Brigham KL, Carlet J, Falke K, Hudson L, Lamy M, Legall JR, Morris A, Spragg R. **The American-European Consensus Conference on ARDS. Definitions, mechanisms, relevant outcomes, and clinical trial coordination.** Am J Respir Crit Care Med. 1994 Mar;149(3 Pt 1):818-24.

7.- . Villar J, Pérez-Méndez L, Kacmarek RM. **Current definitions of acute lung injury and the acute respiratory distress syndrome do not reflect their true severity and outcome.** Intensive Care Med. 1999;25:930---5.

8.- Ranieri VM, Rubenfeld GD, Thompson BT, Ferguson ND, Caldwell E, Fan E, Camporota L, Slutsky AS. **The ARDS Definition Task Force. Acute respiratory distress syndrome.** JAMA. 2012;307:2526---33.

9.- The ARDS network. **Ventilation with lower tidal volumes as compared with traditional tidal volumes for acute lung injury and the acute respiratory distress syndrome.** N Engl J Med 2000 May 4;342(18):1301-8.

10.- Prin S, Chergui K, Augarde R, Page B, Jardin F, Vieillard-Baron A. **Ability and safety of a heated humidifier to control hypercapnic** acidosis in severe ARDS.** Intensive Care Med 2002. Dec;28(12):1756-60. Epub 2002 Oct 8.

11.- Petrucci N, De Feo C. **Lung protective ventilation strategy for the acute respiratory distress syndrome.** Cochrane Database Syst Rev 2013; 2. Feb 28;2:CD003844.

12.- Needham DM, Colantuoni E, Mendez-Tellez PA, Dinglas VD, Sevransky JE, Dennison Himmelfarb CR, Desai SV, Shanholtz C, Brower RG, Pronovost PJ. **Lung protective mechanical ventilation and two year survival in patients with acute lung injury: prospective cohort study**. BMJ 2012; Apr 5;344:e2124.

13.- Hough CL, Kallet RH, Ranieri VM, Rubenfeld GD, Luce JM, Hudson LD. **Intrinsic positive end-expiratory pressure in acute respiratory distress syndrome (ARDS) network subjects.** Crit Care Med 2005. Mar;33(3):527-32.

14.- Kahn JM, Andersson L, Karir V, Polissar NL, Neff MJ, Rubenfeld GD. **Low tidal ventilation does not increase sedation use in patients with acute lung injury.** Crit Care Med 2005 Apr;33(4):766-71.

15.- Villar J, Kacmarek RM, Pérez-Méndez L, Aguirre-Jaime A. **A high positive end-expiratory pressure, low tidal volumen ventilatory strategy, improves outcome in persistent acute respiratory syndrome: a randomized controlled trial. Crit Care Med 2006 May;34(5):1311-8.

16.- Briel M, Meade M, Mercat A, Brower RG, Talmor D, Walter SD, Slutsky AS, Pullenayegum E, Zhou Q, Cook D, Brochard L, Richard JC, Lamontagne F, Bhatnagar N, Stewart TE, Guyatt G. **Higher vs lower positive end-expiratory pressure in patients with acute lung injury and acute respiratory distress syndrome: systematic review and metaanalysis.** JAMA 2010. Mar 3;303(9):865-73.

17.- Santa Cruz R, Rojas JL, Nervi R, Heredia R, Ciapponi A. **High versus low positive end-expiratory presure (PEEP) levels for mechanically ventilated adul patients with acute lung injury and acute respiratory distress syndrome.** Cochrane Database Syst Rev 2013. Jun 6;6:CD009098.

18.- Mercat A, Richard JC, Vielle B, Jaber S, Osman D, Diehl JL, Lefrant JY, Prat G, Richecoeur J, Nieszkowska A, Gervais C, Baudot J, Bouadma L, Brochard L; Expiratory Pressure (Express) Study Group.**Positive end-expiratory pressure setting in adults with acute lung injury and acute respiratory distress syndrome: a randomized controlled trial**. JAMA 2008. Feb 13;299(6):646-55.

19.- Fan E, Wilcox ME, Brower RG, Stewart TE, Mehta S, Lapinsky SE, Meade MO, Ferguson ND. **Recruitment maneuvers for acute lung injury: a systematic review.** Am J Respir Crit Care Med 2008 Dec 1;178(11):1156-63.

20.- Foti G, Cereda M, Sparacino ME, De Marchi L, Villa F, Pesenti A. **Effects of periodic lung recruitment maneuvers on gas exchange and respiratory mechanics in mechanically ventilated acute respiratory distress syndrome (ARDS) patients.** Intensive Care Med 2000 May;26(5):501-7.

21.- Caironi P, Cressoni M, Chiumello D, Ranieri M, Quintel M, Russo SG, Cornejo R, Bugedo G, Carlesso E, Russo R, Caspani L, Gattinoni L. **Lung opening and dosing during ventilation of acute respiratory distress syndrome.** Am J Respir Crit Care Med 2010. Mar 15;181(6):578-86.

22.- Hodgson C, Keating JL, Holland AE, Davies AR, Smirneos L, Bradley SJ, Tuxen D. **Recruitment manoeuvres for adults with acute lung injury receiving mechanical ventilation.** Cochrane Database Syst Rev 2009. Apr 15;(2):CD006667.

23.- Rappaport SH, Shpiner R, Yoshihara G, Wright J, Chang P, Abraham E. **Randomized,** prospective trial of pressure-limited versus volume-controlled ventilation in severe respiratory failure. Crit Care Med 1994.

24.- Derdak S, Mehta S, Stewart TE, Smith T, Rogers M, Buchman TG, Carlin B, Lowson S, Granton J; Multicenter Oscillatory Ventilation For Acute Respiratory Distress Syndrome Trial (MOAT) Study Investigators. **High-Frequency Oscillatory Ventilation for Acute Respiratory Distress Syndrome in Adults: A Randomized, Controlled Trial.** Am J Respir Crit Care Med. 2002;166:801-8

25.- Hirschl RB, Croce M, Gore D, Wiedemann H, Davis K, Zwischenberger J, Bartlett RH. **Prospective, randomized, controlled pilot study of partial liquid ventilation in adult acute respiratory distress syndrome.** Am J Respir Crit Care Med 2002. Mar 15;165(6):781-7.

26.- Maggiore SM, Jonson B, Richard JC, Jaber S, Lemaire F, Brochard L. **Alveolar derecruitment at decremental positive end-expiratory pressure levels in acute lung injury: comparison with the lower inflection point, oxygenation and compliance.** Am J Crit Care Med 2001 Sep 1;164(5):795-801.

27.- Mercat A, Titiriga M, Anguel N, Richard C, Teboul JL. **Inverse ratio ventilation (I:E 2/1) in** acute respiratory distress syndrome: a six hour controlled study. Am J Respir Crit Care Med 1997. May;155(5):1637-42.

28.- Guérin C, Reignier J, Richard JC, Beuret P, Gacouin A, Boulain T, Mercier E, Badet M, Mercat A, Baudin O, Clavel M, Chatellier D, Jaber S, Rosselli S, Mancebo J, Sirodot M, Hilbert G, Bengler C, Richecoeur J, Gainnier M, Bayle F, Bourdin G, Leray V, Girard R, Baboi L, Ayzac L; PROSEVA Study Group. **Prone positioning in severe acute respiratory distress syndrome.** N Engl J Med. 2013 Jun 6;368(23):2159-68.

29.- Altemeier WA, Sinclair SE. **Hyperoxia in the intensive care unit: Why more is not always better.** Curr Opin Crit Care.2007;13: 73–78.

30.- Davidson WJ, Dorscheid D, Spragg R, Schulzer M, Mak E, Ayas NT. **Exogenous pulmonary surfactant for the treatment of adult patients witch acute respiratory distress syndrome: results of a meta-analysis.** Crit Care 2006 ;10(2):R41.

31.- Afshari A, Brok J, Møller AM, Wetterslev J. **Aerosolized prostacyclin for ALI and ARDS.** Cochrane Database Syst Rev 2010 Aug 4;(8)

32.- Adhikari NK.. **Effect of NO on oxygenation and mortality in ALI.** BMJ 2007

33.- Meduri GU, Golden E, Freire AX, Taylor E, Zaman M, Carson SJ, Gibson M, Umberger R. **Methylprednisolone infusion** in **early severe ARDS**: **results** of a **randomized controlled trial.** Chest. 2007 Apr;131(4):954-63.

34.- Meduri GU, Bridges L, Shih MC, Marik PE, Siemieniuk RA, Kocak M. **Prolonged glucocorticoid treatment is associated with improved ARDS outcomes: analysis of individual patients' data from four randomized trials and trial-level meta-analysis of the updated literature.** Intensive Care Med 2015 Oct 27.

35.- Papazian L, Forel JM, Gacouin A, Penot-Ragon C, Perrin G, Loundou A, Jaber S, Arnal JM, Perez D, Seghboyan JM, Constantin JM, Courant P, Lefrant JY, Guérin C, Prat G, Morange S, Roch A; ACURASYS Study Investigators.**Neuromuscular blockers in early acute respiratory distress syndrome.** N Engl J Med 2010. Sep 16;363(12):1107-16.

36.- Alhazzani W, Alshahrani M, Jaeschke R, Forel JM, Papazian L, Sevransky J, Meade MO. **Neuromuscular blocking agents in acute respiratory distress syndrome: a systematic review and meta-analysis of randomized**

controlled trials. Crit Care 2013 Mar 11;17(2):R43.

PRÓLOGO

En este libro he pretendido resumir una visión global sobre esta patología tan compleja como es el Síndrome de distrés respiratorio del adulto abordando desde la fisiopatología y cambios históricos en su definición y diagnóstico hasta las diferentes alternativas terapéuticas incluyendo por supuesto las actitudes ventilatoria. todo basado en la bibliografía publicada en los últimos años en las revistas de mayor interés en cuidados críticos.

www.ingramcontent.com/pod-product-compliance
Lightning Source LLC
Chambersburg PA
CBHW040908180526
45159CB00010BA/2975